大众健康画中话丛书

总主编 庞国明 李 玮 冯志海

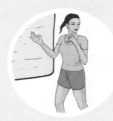

吃出健康
画中话

主 编

庞国明 翟纪功 冯志海

上海科学技术出版社

图书在版编目（CIP）数据

吃出健康画中话 / 庞国明主编. -- 上海 ： 上海科学技术出版社， 2021.6（2022.6 重印）
（大众健康画中话丛书）
ISBN 978-7-5478-5345-0

Ⅰ．①吃… Ⅱ．①庞… Ⅲ．①饮食营养学－普及读物 Ⅳ．①R155.1-49

中国版本图书馆CIP数据核字(2021)第090697号

吃出健康画中话

主　　编　庞国明　翟纪功　冯志海

上海世纪出版（集团）有限公司
上 海 科 学 技 术 出 版 社　出版、发行
（上海市闵行区号景路 159 弄 A 座 9F–10F）
邮政编码 201101　www.sstp.cn
上海盛通时代印刷有限公司印刷
开本 889×1194　1/32　印张 4
字数 50 千字
2021 年 6 月第 1 版　2022 年 6 月第 2 次印刷
ISBN 978-7-5478-5345-0/R·2306
定价：25.00 元

内容提要

　　《吃出健康画中话》是"大众健康画中话丛书"分册之一。本书以中医"治未病"理念为指导，以助力读者"不生病、少生病、晚生病，不生大病"为编撰宗旨，通过从饮食习惯看吃与健康的关系、吃出健康"六要素"、如何才能吃得安全又健康、把好食品原料安全关以及药膳养生五个部分，讲述目前大众密切关注、急需了解的饮食健康要素，将健康知识用图画的形式简洁明了地呈现给广大读者，画中喻话、以话赋画，让读者在愉快的阅读中掌握健康知识。

　　本书可供关注健康问题的大众人群参考阅读。

丛书编委会

总主编

庞国明　李　玮　冯志海

副总主编

翟纪功　吴海明　周学林　陆润兰　顾月星　滕明义

编　委

（以姓氏笔画为序）

丁　敏	丁洁莹	王　娟	王　琳	王　强	王子良	王凯锋
王海燕	孔丽丽	朱　璞	朱园园	刘心怡	刘威甫	刘俊德
刘家兴	许　亦	孙　扶	李　馨	李方旭	李永福	李丽花
李秉钊	张　侗	张　挺	张亚乐	周志丹	庞　鑫	胡欢欢
胡海容	秋　平	秦丽娟	校爱玲	高言歌	郭乃刚	唐雪飞
谢卫平						

总主编单位

国家区域（华中）中医内分泌诊疗中心 / 开封市中医院
海南博鳌超级中医院
河南中医药大学第一附属医院

编著单位

河南省中医糖尿病医院
河南省中西医结合糖尿病诊疗中心
开封市中医糖尿病医院
开封市体检保健中心
河南省骨科医院
开封市全民健康促进会
河南省三门市峡中医院
河北省石家庄市中医院
江苏省盐城市中医院
江苏省扬州市中医院
江苏省镇江市中医院
甘肃省兰州市中医院
贵州省赤水市中医院
浙江省义乌市中医院

吃出健康画中话

编委会

丛书前言

　　健康是我们每个人的追求，健康中国是我们 14 亿中国人的共同追求。习近平总书记指出，"没有全民健康，就没有全面小康"。随着我国综合国力的提升和人民生活水平的改善，群众对健康的追求也更加突出、更加迫切。

　　为此，开封市科学技术协会、开封市卫生健康委员会、开封市全民健康促进会，以推进"健康开封"建设为契机，以注重预防为主，促进健康，坚持从大健康理念出发，强调以健康为中心、倡导健康生活方式、以提升全民健康素养为目的，积极响应国家、省、市关于建设"健康中国""健康中原""健康开封"的健康号召，本着"通俗易懂、服务大众、助力健康"的宗旨，组织编写了"大众健康画中话丛书"。丛书从与我们生活方式密切相关的"吃、动、睡"等方面入手，以画中喻话、以话赋画的形式，生动形象地论述了关于饮食、运动、睡眠等的助健要求。基于目前全民的生活背景，总结了常见不良生活方式，以此提出健康科学的生活方式，使全民在工作、学习、生活之余，能以轻松愉快的心情，从画与话中获得健康常识。

　　本套丛书有《吃出健康画中话》《动出健康画中话》《睡出健康

画中话》等共 20 个分册。在首批《吃出健康画中话》《动出健康画中话》《睡出健康画中话》3 个分册出版后，将陆续出版其余分册。期盼本套丛书能成为您健康生活方式、健康身心的良师益友，促进您实现"健康、长寿、生活高质量"的目标！

　　由于水平所限，书中难免有欠妥、纰漏之处，敬请读者不吝指正，以便再版时修正！

编　者

2021 年 3 月

目　录

如何才能吃得安全又健康 /027

把好食品原料安全关 /033

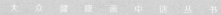
 药膳养生 /083

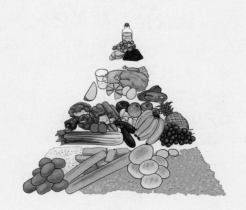

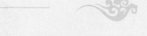

从饮食习惯看
吃与健康的关系

饮食是一种文化

　　饮食是一种文化。饮食的基本含义：一是指吃喝，二是指饮品与食品。中华美食誉满天下，中国的饮食文化源远流长。几千年来，人们经过不断地总结，已形成了中华美食的八大菜系，即鲁、川、粤、闽、苏、浙、湘、皖流派。

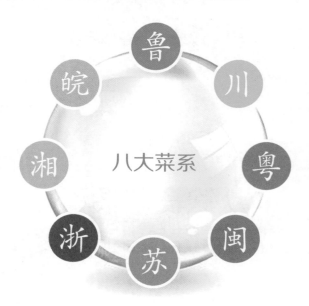

　　饮食文化受地域自然环境、气候条件、资源特产、饮食习惯等影响。其中，饮食习惯是受个人生活习惯影响最大的，因此，饮食习惯是决定健康的关键。

饮食习惯与健康的关系

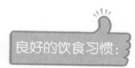

良好的饮食习惯:

可以促进儿童健康生长发育。

保障人体拥有良好的代谢状态和身体功能，从而有抵御疾病侵扰的良好基础。

帮助病人更好地恢复健康。

不良的饮食习惯及危害：

经常性吃得过饱，热量"过剩"。

导致急性消化不良、损伤胃肠道。

长期吃得过饱还容易诱发肥胖、糖尿病、脂肪肝、痛风等慢性疾病。

　　党的十八大以来，习近平总书记在全国卫生与健康大会上提出"没有全民健康，就没有全面小康"的口号。国家通过各种渠道倡导文明健康、绿色环保的生活方式，开展健康知识普及，树立良好饮食风尚。可见，养成良好的饮食习惯、形成良好的饮食文化，不仅关系到个人健康，也是中华民族实现伟大复兴的基础。

健康饮食的五项原则

2019 年世界卫生组织推荐了"健康饮食五项原则":一,食物多样化;二,限盐;三,控油;四,限糖;五,限酒。

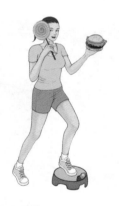

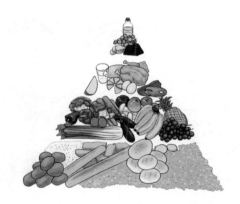

据统计,每人每年饮食消费量约 1 吨!如果膳食安排不合理,就会每天都损害健康,久而久之,自然会带来百病丛生的后果。

人体需要 42 种以上的营养物质,包括各类蛋白质、脂肪、碳水化合物、各种维生素、各种矿物质、必需的微量元素和水。那么,如何才能做到健康饮食呢?

常见的不良饮食习惯有哪些

随着现代生活方式的改变带来了饮食文化的改变，但随之而来也出现了各种不良饮食习惯。

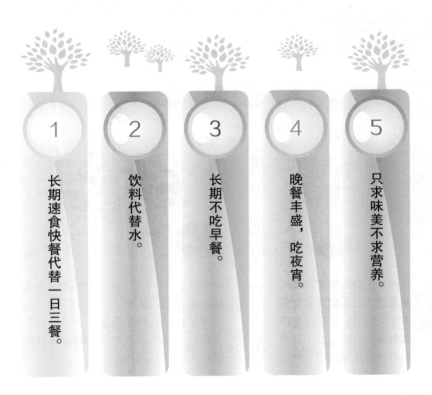

1 长期速食快餐代替一日三餐。

2 饮料代替水。

3 长期不吃早餐。

4 晚餐丰盛，吃夜宵。

5 只求味美不求营养。

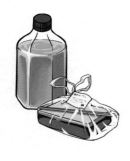
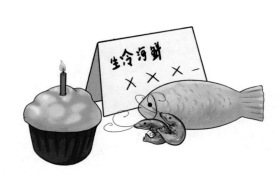

6 高脂肪餐。

7 口味重，喜食过咸食品及腌制品。

8 进餐过快、过热，狼吞虎咽。

9 喜食生冷海鲜。

10 滥用补品或以补品代替食品。

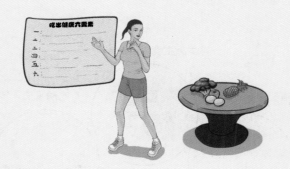

吃出健康"六要素"

中国居民膳食指南（2016）

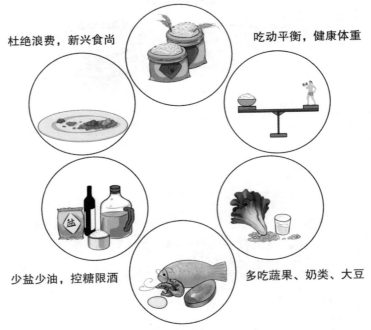

谷类为主食，种类多样化

杜绝浪费，新兴食尚

吃动平衡，健康体重

少盐少油，控糖限酒

多吃蔬果、奶类、大豆

适量吃鱼、禽、蛋、瘦肉

谷类为主食，种类多样化

一、食物多样，谷类为主的四大准则

1　　　每天的膳食应包括谷薯类、蔬菜水果类、畜禽鱼蛋奶类、大豆坚果类等食物。

2　　　平均每天摄入 12 种以上食物，每周 25 种以上。

3　　　每天摄入谷薯类食物 250~400 克，其中全谷物和杂豆类 50~150 克，薯类 50~100 克。

4　　　膳食中碳水化合物提供的热量应占总热量的 50% 以上。

二、今天您吃得符合多样化的要求吗

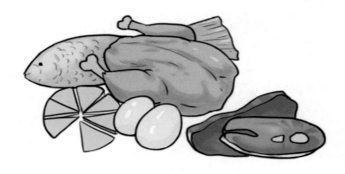

食物类别	种类/天	种类/周
谷、薯、豆类	3	5
蔬菜、水果类	4	10
鱼、禽、蛋类	3	5
奶、豆、坚果类	2	5
合计	12	25

三、不同类别食物营养知多少

营养素	谷薯类	蔬菜水果	鱼禽畜蛋奶类	大豆坚果	油脂类
蛋白质	○		◎	◎	
脂肪			◎	◎	◎
碳水化合物	◎				
膳食纤维	◎	◎			
维生素A		◎	◎		
维生素E				◎	◎
维生素B$_1$	◎		◎		
维生素B$_2$	◎		◎		

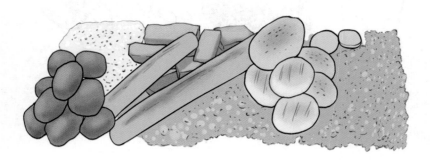

（续表）

营养素	谷薯类	蔬菜水果	鱼禽畜蛋奶类	大豆坚果	油脂类
维生素B$_{12}$			◎		
叶酸	◎	◎			
烟酸	◎				
维生素C	○	◎			
钙		◎	◎	◎	
镁	◎	◎		◎	
钾	◎	◎		◎	
铁	◎		◎	◎	
锌	◎		◎	◎	

注：◎表示含量较多，○表示含量次之。

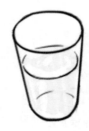
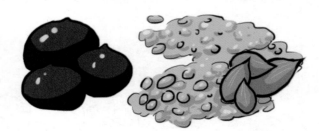

四、食物多样，谷类为主的四大益处

合理膳食模式可降低心血管疾病、2 型糖尿病、结直肠癌、乳腺癌的发病风险。

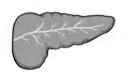

全谷物、薯类和杂豆的血糖生成指数远低于精制米面。

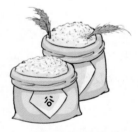

全谷物可降低糖尿病、肥胖、心血管疾病和结肠癌的发生风险。

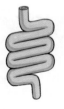

增加薯类的摄入可改善便秘。

多吃蔬菜、水果与薯类

一、多吃蔬菜、水果与薯类的四大益处

蔬菜水果热量低，是维生素、矿物质、膳食纤维和植物化学物质的重要来源。

薯类含有丰富的淀粉、膳食纤维以及多种维生素和矿物质。

增加摄入蔬菜、水果，可降低心血管病、糖尿病等慢性病的发病风险及死亡风险。

多摄入蔬菜可降低食管癌和结肠癌的发病风险。

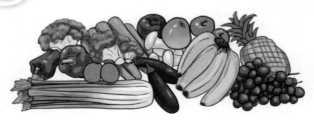

二、今天您吃得符合要求吗

成年人每天吃蔬菜
300~500 克。

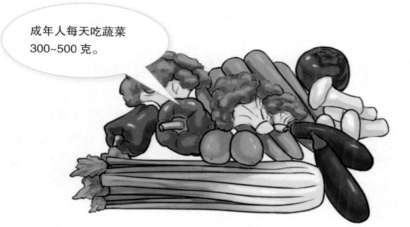

成年人每天吃水果
200~400 克，并注意
增加薯类的摄入。

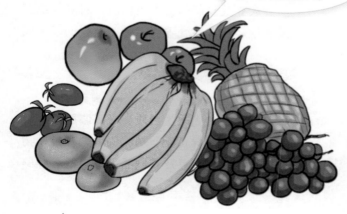

每天吃奶类、大豆或其制品

一、每天吃奶类、大豆或其制品的四大益处

1　　　奶类富含钙，是优质蛋白质和 B 族维生素的良好来源。增加奶类摄入有利于儿童少年生长发育，促进成人骨健康。

2　　　牛奶及其制品富含钙，多摄入增加成人骨密度；酸奶可以缓解便秘。

3　　　大豆及其制品富含蛋白质，对降低绝经期和绝经后女性乳腺癌、骨质疏松的发生风险有一定益处。

4　　　大豆富含优质蛋白质、必需脂肪酸、维生素 E 及大豆异黄酮、植物固醇等多种植物化合物。多吃大豆及其制品可以降低乳腺癌和骨质疏松症的发病风险。

二、今天您吃得符合要求吗

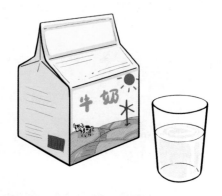

吃奶或奶制品：每天饮用液态奶 300 毫升。

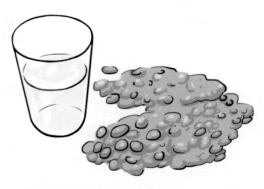

吃大豆或豆制品：每天摄入大豆 25~50 克。

适量摄入优质蛋白质的八大要点

一、适量吃鱼、禽、蛋与瘦肉的八大要点

1 增加鱼类摄入可降低心血管疾病和脑卒中的发病风险。

2 适宜摄入禽肉和鸡蛋与心血管疾病的发病风险无明显关联。

3 烟熏和腌制肉类应少吃。因加工过程中易遭受一些致癌物污染，过多食用可增加胃癌和食管癌等肿瘤发生的风险。

4 畜肉类脂肪含量较多，饱和脂肪酸含量较高，摄入过多会增加某些慢性病的发病风险。

5　鱼类脂肪含量相对较低，且不饱和脂肪酸较多，建议首选。

6　禽类脂肪含量也相对较低，其脂肪酸组成优于畜类。

7　蛋类各种营养成分较齐全，营养价值高，胆固醇含量也高，摄入量不宜过多。

8　过量摄入畜肉能增加男性全因死亡、2型糖尿病和结直肠癌发生的风险。

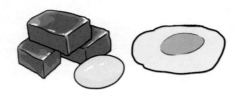

二、今天您吃得符合要求吗

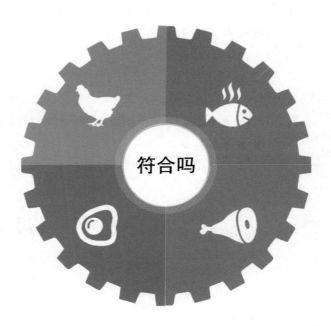

鱼 280~525 克 / 周，畜禽肉 280~525 克 / 周，蛋类 280~350 克 / 周。

平均摄入鱼、禽、肉、蛋总量 120~200 克 / 天。

优先选择鱼和禽，吃鸡蛋不弃蛋黄。

少吃肥肉、烟熏和腌制肉制品。

少油盐与控糖酒的"二要素"

一、把握好每天油、盐、糖的量

1 添加糖的摄入量应控制为 25~50 克 / 天。

2 培养清淡的饮食习惯，少吃高盐和油炸食品。成人食盐摄入量不超过 6 克 / 天、烹调油 25~30 克 / 天。

3 反式脂肪酸（油炸食品）摄入量不超过 2 克 / 天。

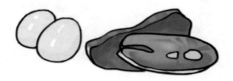

二、把握好每天饮水和饮酒的量

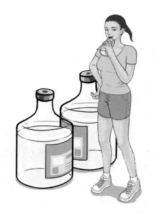

 足量饮水，成年人 7~8 杯 / 天（1 500~1 700 毫升 / 天），提倡饮用白开水和茶水。

 不喝或少喝含糖饮料。

儿童、少年、孕妇、乳母不应饮酒

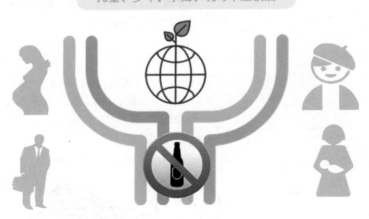

成人如饮酒，男性饮用酒精量不超过 25 克 / 天，女性不超过 15 克 / 天。

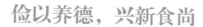

俭以养德，兴新食尚

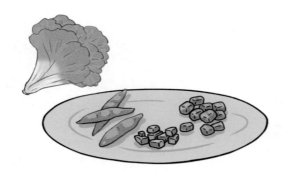

- 珍惜食物，按需备餐，提倡分餐。
- 选择新鲜卫生的食物和适宜的烹调方式。
- 食物制备生熟分开、熟食二次加热要热透。
- 学会阅读食品标签，合理选择食品。
- 多回家吃饭，享受食物和亲情。
- 传承优良文化，兴饮食文明新风。

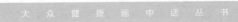

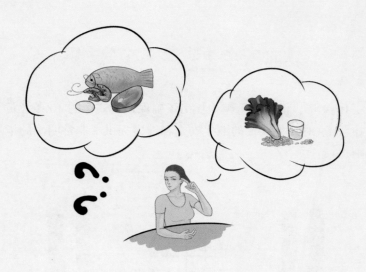

如何才能吃得
安全又健康

饮食安全十大"黄金定律"

1989 年，世界卫生组织提出了确保饮食安全的 10 条"黄金定律"，这对人类饮食的卫生安全和健康提供了非常明确的指导原则。

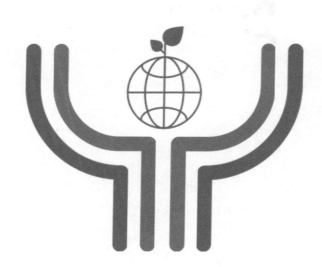

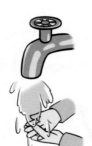 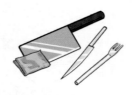

1. 食品一旦煮好就应立即吃掉，食用在常温下已存放四五个小时的食品最危险。

2. 选择已加工处理过的食品。

3. 存放过后的熟食必须重新加热后才能食用。

4. 未经烧熟的食品通常带有可诱发疾病的病原体。因此，食品必须煮熟才能食用，特别是家禽、肉类。

5. 食品煮熟后难以一次全部吃完，如果需要将剩余食品存放较长时间（四五个小时），应在高温或低温条件下保存。

6 不要把未煮的食品与煮熟的食品互相接触。这种接触无论是直接的还是间接的，都会使煮熟的食品重新染上细菌。

7 保持厨房清洁。烹饪用具、刀叉餐具等都应用干净的布揩干擦净。

8 处理食品前先洗手保持手部清洁。

9 不要让昆虫、兔、鼠和其他动物接触食品，因动物常带有致病微生物。

10 饮用水和准备食品时所需的水应纯洁干净。如果怀疑水不清洁，应把水煮沸或进行消毒处理。

食品安全"十注意"

1 尽量选择去正规的商店、超市和管理规范的农贸市场购买食品。

2 认真对待"有效期"和"保质期"。

3 生鲜食品特别是肉类、鱼类和海鲜应存放在冰箱底层，加工过的食品放在顶层。

4 冰箱内不放热食物，这样会使冰箱内温度升高。

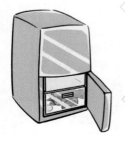

5 将食品罐、瓶或包储放在干燥凉爽的地方，并防范昆虫或鼠类等接触。

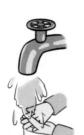

6 准备食物和吃饭前一定要洗手。

7 处理生鲜食物后，以及处理已烹调过的食品前或处理打算生吃的食品前，双手必须彻底清洗。

8 认真选择食品采购和就餐的地点，确保其人员、刀叉餐具和其他设施都干净整洁，这是反映就餐地点，包括"后厨"设施、卫生标准的重要指标。

9 避免食用任何在室温下保存 2 小时以上的食物。在会议、大型社交活动、室外活动等需要预先、大量准备食物或外部条件较差的情况下尤其需要特别注意。

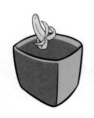

10 如果对水果和蔬菜等生鲜食品品质有怀疑，金科玉律是"煮食，烹调，削皮或扔掉"。

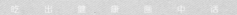

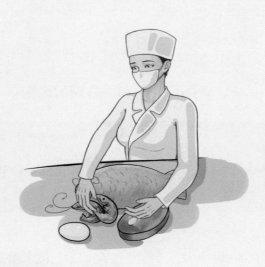

把好食品原料安全关

综合篇

一、食品保质期和保存期的区别

保质期
（最佳食用期）

指在标签上规定的条件下，保持食品质量（品质）的期限。在此期限内，食品完全适于销售，并符合标签上或产品标准中所规定的质量（品质）；超过此期限，在一定时间内食品仍然是可以食用的。

区别

保存期
（最终食用期）

指在标签上规定的条件下，食品可以食用的最终日期；超过此期限，产品质量（品质）可能发生变化，食品不再适于销售和食用。

二、无公害农产品与绿色食品

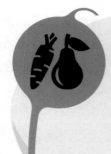

目前市场上的"有机食品""绿色食品""无公害农产品"等，是由不同部门针对食品安全设置的不同认定标准。三者都是安全食品。

区别是：有机食品在生产加工过程中绝对禁止使用农药、化肥、激素等人工合成物质，并且不允许使用基因工程技术；其他食品则允许有限使用这些物质，并且不禁止使用基因工程技术。

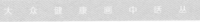

三、食品添加剂与食品防腐剂对人体有害吗

　　食品添加剂是指为改善食品品质和色、香、味，以及为防腐和加工工艺的需要而加入食品中的化学合成或天然物质。一般分为天然和化学合成两大类。目前使用的大多属于化学合成类食品添加剂。

为什么要添加食品防腐剂，安全吗

· 生鲜食品放久，微生物容易滋长；食物被空气、光、热氧化后产生异味和过氧化物，有致癌作用。

· 肉类被微生物污染，产生有害的腐胺物质，所以食品必须防腐。

· 全世界普遍采用的各种防腐剂中，仍以化学合成的苯甲酸钠、山梨酸钾、丙酸盐为主。

· 我国规定的限量标准比国际标准还要严格得多，所以一般限量标准内的化学防腐剂的使用是安全的。

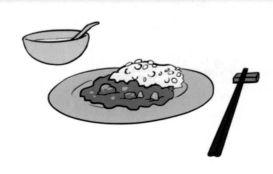

米面篇

一、大米是怎样分类和定等的

大米分为籼米、粳米和糯米三类。

根据国家标准《大米 GB1354-86》规定，大米按其加工精度分为特等、标准一等、标准二等、标准三等 4 个等级。

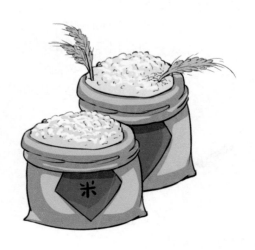

二、为什么大米会陈化？陈化米有什么害处？
怎样防止大米陈化

大米经过长时间的贮存后，受温度、水分等因素的影响，大米中的淀粉、脂肪和蛋白质等会发生各种变化，使大米失去原有的色、香、味，营养成分和食用品质下降，甚至产生有毒有害物质（如黄曲霉毒素等），就是大米的陈化过程。

一般贮存时间愈长，陈化愈重。水分大，温度高，加工精度差，大米陈化速度就快。不同类型的大米中糯米陈化最快，粳米次之，籼米较慢。

为保持大米的新鲜品质与食用可口性，应注意减少贮存时间，保持阴凉干燥。

三、选购面粉"三要素"

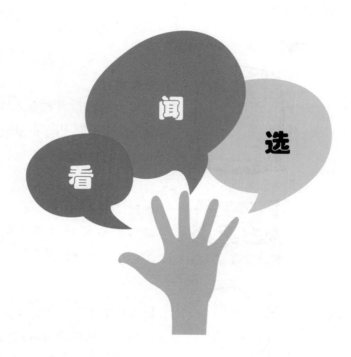

选购面粉看哪三点

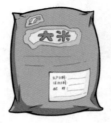

看包装
包装上内容是否齐全，尽量选用标明不加增白剂的面粉。

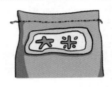

看封口
是否有拆开重复使用的迹象，若有则为假冒产品。

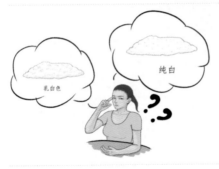

看颜色
面粉的自然色泽为乳白色或略带微黄色，若颜色纯白或灰白，则为过量使用增白剂所致。

乳白色

纯白

选购面粉如何闻和选

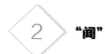

"闻"

　　正常的面粉具有麦香味。解开口袋有漂白剂味，为增白剂过量；若有异味或霉味，表明面粉超过保质期或遭到外部环境污染，已酸败或变质。

3 "选"

　　要根据不同的用途选择相应品种的面粉。制作面条、馒头、饺子等要选择面筋含量较高，有一定延展性、色泽好的面粉；制作糕点、饼干则选用面筋含量较低的面粉。

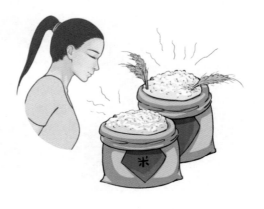

果蔬篇

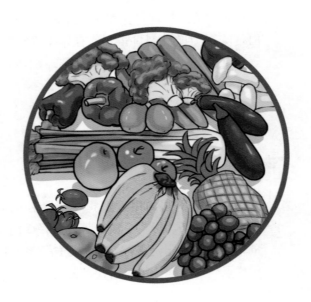

一、易受农药污染的蔬菜有哪些

受农药污染相对较少的蔬菜为：茄果类蔬菜如青椒、番茄等，以及鳞茎类蔬菜如葱、蒜、洋葱等。

一般来讲，叶菜类容易出现农药残留超标现象，如韭菜、小白菜、油菜、青菜、鸡毛菜、芥菜，以及黄瓜、甘蓝、花椰菜、四季豆、茼蒿、茭白等。

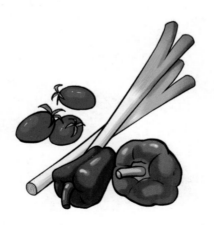

二、清除水果蔬菜上残留农药的几种方法

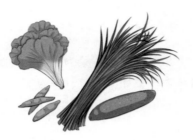

1 清洗去皮法：对于带皮的水果蔬菜，残留农药的外表可以用锐器削去皮层，食用肉质部分，这样既可口又安全。

2 碱水浸泡清洗法：一般在 500 毫升清水中加入食用碱 5~10 克配制成碱水，将初步冲洗后的果蔬放入碱水中，浸泡 5~15 分钟后用清水冲洗水果蔬菜，重复洗涤 3 次左右效果更好。

3 加热烹饪法：常用于芹菜、圆白菜、青椒、豆角等。一般将清洗后的水果蔬菜放置于沸水中 2~5 分钟后立即捞出，然后用清水洗 1~2 遍后，即可置于锅中烹饪成菜肴。

4 清水浸泡洗涤法：主要用于叶类蔬菜，如菠菜、生菜、小白菜等。先用清水冲洗掉表面污物，流动水浸泡不少于 30 分钟，如此清洗浸泡 2~3 次，必要时可加入水果蔬菜洗剂之类的清洗剂。

三、如何挑选水果

1 食用前浸泡清洗，尽可能削皮。

2 选购经过国家专门机构认证或有产地证明的水果。

3 选购新鲜、与时令相符、没有经过保鲜处理的水果。

4 对于反季节水果，看其是否有一些奇特的外形，这类水果一般是通过使用激素来促进生长，不要购买。

5 霉烂水果产生的毒素危害人体健康，建议不要吃。

肉鱼水产篇

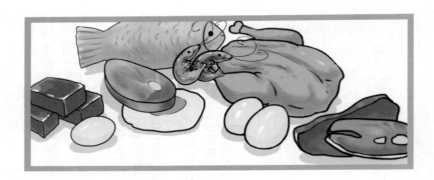

一、怎样识别正常猪肉和各种病害猪肉

新鲜肉特征

　　脂肪洁白，肌肉有光泽，红色均匀，外表微干或微湿润，用手指压在瘦肉上的凹陷能立即恢复，弹性好，且有鲜猪肉特有的正常气味。

　　购买时一定要注意猪肉身上是否有蓝色的检验检疫章。

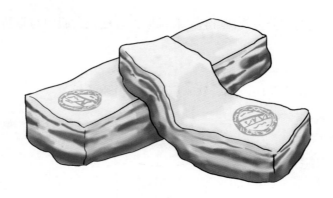

变质肉特征

脂肪失去光泽，偏灰黄甚至变绿，肌肉暗红，切面湿润，弹性基本消失，有腐败气味散出。

冬季气温低，通过加热、烧烙或煮沸，变质的腐败气味就会散发出来。

母猪肉特征

猪皮部分比一般猪皮厚，毛孔粗，臀部皮肤有米粒大的凹窝，肉质粗糙，有腥味。

瘦肉部分呈现深红色；腹部肌肉较松弛，肌肉与脂肪层易剥离。

乳房部位的肉细、软、有皱纹，乳腺萎缩。

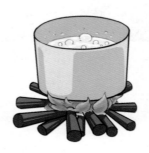

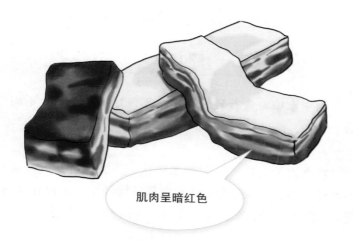

肌肉呈暗红色

死猪肉特征

　　周身淤血呈紫红色，脂肪灰红，肌肉暗红，在血管中充满着黑红色的凝固血液，切开后腿内部的大血管，可以挤出黑红色的血栓来。

　　剥开板油，可见腹膜上有黑紫色的毛细血管网，切开肾包囊扒出肾脏，可以看到局部变绿，有腐败气味。

注水肉特征

因注水中常含有致病物质，不仅增加了分量，不耐存放、易坏，而且易致病。

注水肉无光泽，外观呈水肿状态，表面有水光，切面淡红色，脂肪呈淡红色；注水肉肌纤维肿胀，手摸有水感，随着时间的延长，细菌大量繁殖，手摸表面会粘手。

注水肉指压凹陷处不易恢复，没有弹性，断面有液体流出。

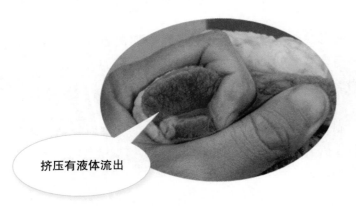

挤压有液体流出

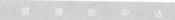

二、选择哪种肉好

热鲜肉特征

即我们所熟知的"凌晨屠宰，清晨上市"的畜肉，由于肉类营养价值很高，极易滋生对人体健康造成严重危害的微生物，必须在现代化屠宰厂宰杀。

热鲜肉的货架期不超过 1 天。

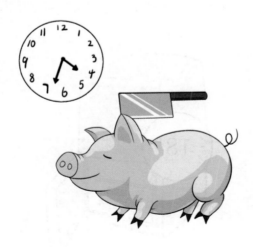

冷冻肉特征

把宰后的肉先放入 −30 ℃以下的冷库中冻结，然后在 −18 ℃保藏，并以冻结状态销售的肉。

冷冻肉较好地保持了新鲜肉的色、香、味及营养价值，其卫生品质较好。

在解冻的过程中，冷冻肉会出现比较严重的汁液流失，会使肉的加工性能、营养价值、感官品质都有所下降。

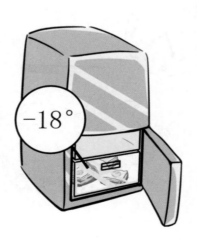

冷却肉特征

指严格执行兽医卫生检疫制度屠宰后的畜胴体经迅速冷却处理，使胴体温度在 24 小时内降为 0~4 ℃，并在后续加工、流通和销售过程中始终保持在 0~4 ℃范围内的生鲜肉。

由于冷却肉的生产全过程始终处于严格监控下，卫生品质比热鲜肉显著提高，且汁液流失少。

那么，选择哪种肉，可以根据食用情况而定，热鲜肉即买即食，冷冻肉适合贮存食用，冷却肉多用于长距离运输。这些经过卫生检疫合格的肉都是安全的，可以放心食用。

三、肉糜购买贮存需谨慎

集市中供应的散装肉糜省去了消费者自行加工的繁琐过程，受到广大市民的欢迎，但可能存在着诸多卫生问题。买回家的肉糜应尽快食用，不要长时间贮存。

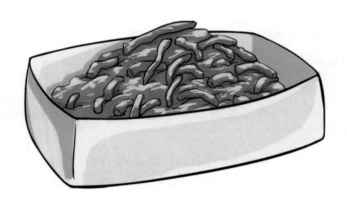

四、水产品中的主要不安全因素是什么

藻类产品
(海带、紫菜、裙带菜)

1 目前我国藻类养殖过程中基本不使用药物和肥料，比较安全。

贝类产品
(扇贝、文蛤、牡蛎、毛蚶、江瑶贝等)

2 危害因素：①养殖水域水质污染；②被轻度污染的贝类产品没有净化处理；③对产品采用多聚磷酸盐和水浸泡使产品增重。

鱼、虾、蟹
(包括活品及冷冻、冰鲜品)

3 危害因素：来自于养殖中不规范地使用鱼药，特别是抗生素类药物；或一些不法者使用动物生产激素。

头足和棘皮类
(鱿鱼、墨鱼、章鱼等，海参、海胆等)

4 危害因素：来自于加工环节中添加的杀虫剂、甲醛溶液等。

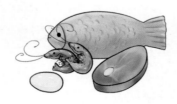

五、怎样鉴别优质鲜鱼和受到污染的鱼

质量上乘的鲜鱼

> (1) 眼睛光亮透明，眼球凸出。
> (2) 鱼鳞光亮、整洁、紧贴鱼体。
> (3) 口鳃紧闭，鳃呈鲜红或紫红色，无异味。
> (4) 肛门紧缩、清洁、苍白或淡粉色。
> (5) 腹部发白、不膨胀。
> (6) 鱼体挺而不软，弯度小，有弹性。

不新鲜劣质鱼

> (1) 鱼眼混浊，眼球下陷，脱鳞。
> (2) 口鳃张开，鳃色污秽色暗。
> (3) 肉体松软。
> (4) 肉骨分离，鱼刺外露。
> (5) 腹腔内有血水或异味。

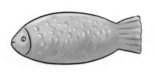
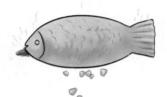

六、吃螃蟹要注意些什么

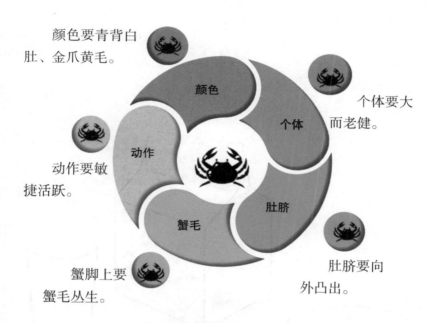

颜色要青背白
肚、金爪黄毛。

颜色

个体

个体要大
而老健。

动作

肚脐

动作要敏
捷活跃。

蟹毛

蟹脚上要
蟹毛丛生。

肚脐要向
外凸出。

吃蒸煮的螃蟹最安全

　　螃蟹的体表、鳃部和胃肠道均沾满了细菌、病毒等致病微生物。生吃、腌吃和醉吃螃蟹，可能会感染肺吸虫病等慢性寄生虫病，或是感染副溶血性弧菌，发生感染性中毒。

　　吃蒸煮熟的螃蟹是最卫生安全的。蒸煮螃蟹时要注意，在水煮开后至少还要再煮20分钟，煮熟透后才可能把蟹肉的病菌杀死。此外，在食用时必须除掉蟹鳃、蟹心、蟹胃、蟹肠四样物质，这四样东西含有细菌、病毒、污泥等。

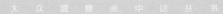

奶制品篇

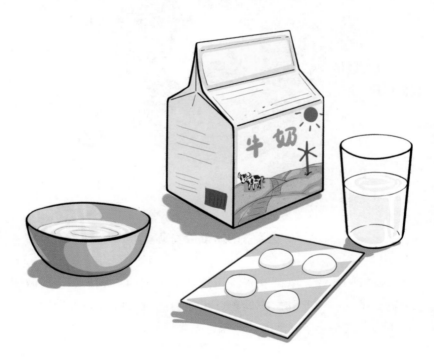

一、新鲜奶制品识别要素是什么

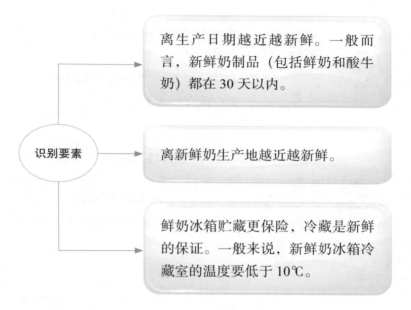

离生产日期越近越新鲜。一般而言，新鲜奶制品（包括鲜奶和酸牛奶）都在 30 天以内。

识别要素

离新鲜奶生产地越近越新鲜。

鲜奶冰箱贮藏更保险，冷藏是新鲜的保证。一般来说，新鲜奶冰箱冷藏室的温度要低于 10℃。

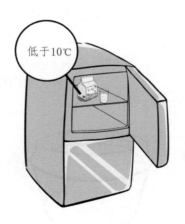

低于10℃

把好食品原料安全关

二、酸性饮料、乳酸菌饮料和酸奶的区别

酸
性
饮
料

1 属于非发酵型的酸饮料，以鲜奶或奶粉为原料，添加糖、水、稳定剂、有机酸、果汁等辅料调制而成，其蛋白质含量 $\geq$ 1%。

乳
酸
菌
饮
料

2 以酸奶为原料，加入一定量的水、糖、果汁、香料、稳定剂等辅料，含有一定量活性乳酸菌，但乳成分相对较少，蛋白质含量 $\geq$ 0.7%，属于饮料范畴。

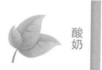

酸
奶

3 不仅保存乳中原有的成分，而且有乳酸菌作为发酵剂，利于调节肠道微生态平衡，增强人体的免疫系统。可分搅拌型和凝固型两大类，具有较高的乳成分，蛋白质含量 $\geq$ 2.7%。

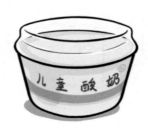

三、选购奶制品时应注意什么

1 购买时应选用正规、有一定知名度和规模的厂家产品。

2 购买之前弄清楚产品的标识、产品说明、产品的生产日期及保质期，产品的真实属性，即属于纯牛奶、乳饮料还是其他类型。

3 不同的消费人群应选择适合自身特点的产品：乳糖不耐受症人群应选用低乳糖奶或酸牛奶等产品，儿童应选用儿童酸奶；不同年龄段的人群应选不同的配方奶粉。

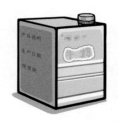

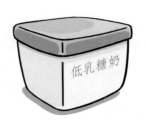

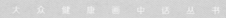
四、有些人喝牛奶会腹泻是怎么回事

有些人喝牛奶后会肠鸣、腹痛甚至腹泻，这是由于这些人体内缺乏乳糖酶，使牛奶中的乳糖无法在肠道消化，从而产生上述反应。

这在医学上称之为"乳糖不耐症"。建议食用酸乳、干酪或低乳糖奶，同时应避免空腹饮用牛奶和大口猛喝。

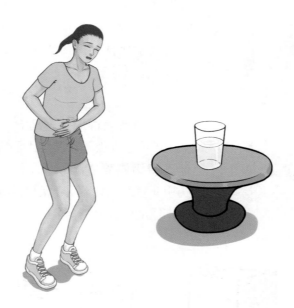

五、煮牛奶时先放糖还是后放糖

牛奶中含有促进儿童生长发育的赖氨酸，糖加入牛奶煮沸后，赖氨酸与糖会发生反应，影响人体健康。显然，煮牛奶时不能先放糖。

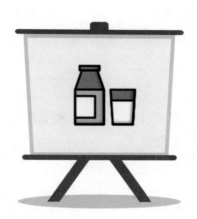

 正确的方法是：牛奶煮好后倒入碗中或杯中，当不烫时加入糖，使之溶解。加入的量过多对牙齿不利，所以牛奶中加白糖应掌握量。

六、喝奶的十二大误区你知道吗

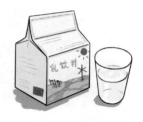

 偏爱高加工牛奶。牛奶选用接近天然状态的为佳。

 加糖煮沸。牛奶中的赖氨酸与糖发生反应，影响健康。

 食物搭配不当。牛奶不宜与含鞣酸的饮食同吃，如浓茶、柿子等，这些食物易与牛奶反应结块成团，影响消化。

 空腹喝牛奶。空腹饮奶使肠蠕动增加，营养成分不能很好地消化吸收，有的人还因此出现腹痛、腹泻。喝牛奶最好与一些淀粉类的食物，如馒头、面包、玉米粥、豆类等同食。

高温久煮。脱水，乳糖焦化，牛奶味道损失较多。

 用文火煮牛奶。牛奶中的维生素等营养物质容易被氧化破坏，从而降低了牛奶的营养价值。

 热牛奶贮在保温瓶里。细菌容易繁殖，牛奶酸败变质。

 用开水冲奶粉。奶粉不宜用 100 ℃的开水冲。

 用铜器加热牛奶。铜加速破坏维生素，加快牛奶中营养素的损失。

吃冰冻牛奶。冰冻牛奶有明显不均匀的分层现象，解冻后，营养价值随之下降。存放牛奶的温度，以不低于 0~3 ℃为宜。

用无色透明容器存放牛奶。鲜奶中的 B 族维生素受到阳光照射会很快被破坏，因此，存放牛奶最好选用有色或不透光的容器，并存放于阴凉处。

药与牛奶同服。牛奶中的钙、磷、铁容易和药中的有机物发生化学反应，形成难溶、稳定的化合物，使牛奶和药物的有效成分受到破坏。

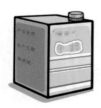

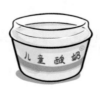

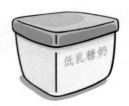

豆制品篇

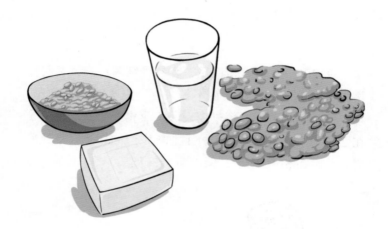

一、豆腐和豆浆应如何保存

夏季，在泡豆腐的凉水里按 1 千克豆腐放入 100 克食盐的比例放入食盐，搅拌均匀制成凉盐水，再将豆腐浸泡在凉盐水中，便可避免豆腐变质。倘若想多存放几天，可以适当多放些盐。

豆腐和豆浆富含蛋白质，容易受细菌污染，引起食物中毒。一般在常温下也不易久存。夏季需当天食用，春、秋、冬季也不要超过 3 天。工业化生产的盒装豆腐在 2~8 ℃下，可保质 7 天，工业化生产的袋装（复合薄膜）豆腐在 5~10 ℃下，保质期为 3 天。

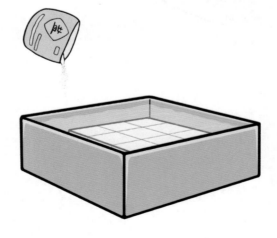

二、豆浆和豆奶是一回事吗

1 豆浆是大豆经过清选、浸泡、磨浆、滤浆、黄浆，加工制成的初级豆制品，也可称为中间产品。

2 豆乳是通过现代科学技术和设备，用工业化设备生产出的豆浆深加工的豆制品。

3 在豆乳中再加一定量的奶，称之为豆奶。豆浆和豆奶不是一回事。豆奶有"人造乳"之称，其营养成分比牛奶丰富。

4 豆奶色、香、味俱佳，经调味后，可有各种口味的豆奶，不但营养丰富，而且营养素组成合理，可工业化生产，有通用的标准。

5 豆浆口感粗糙，还有豆腥味，比较单一，其营养素也仅限于大豆本身所具有的。

三、吃豆制品"胀气"对人体有害吗

在食用大豆为原料制成的豆制品后，有人会出现"胀气"，是因为大豆及其制品中含有的寡聚糖不能被人体消化吸收，而被肠道中的微生物发酵产气，使人有胀气感。

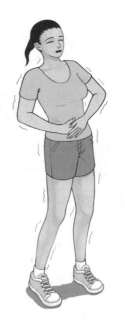

吃豆制品"胀气"对人体没有特别害处，原有肠胃不适或排气不畅者则应暂时不要食用为好。

四、饮用豆浆应注意什么

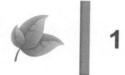

1 不要空腹饮豆浆。空腹喝豆浆，豆浆中的蛋白质只能代替淀粉作为热量消耗掉，不仅浪费，还会使体内的营养失去平衡，加重消化、泌尿系统的负担。

2 不要用保温瓶储存豆浆。用保温瓶储存豆浆，经过3~4个小时即可使豆浆酸败变质而不能饮用。

3 不要过量饮豆浆。一次饮用豆浆过多，易引起过食性蛋白质消化不良症，出现腹胀、腹泻等不适反应。

4 豆浆中不能冲入鸡蛋。因为鸡蛋清会与豆浆里的抗胰蛋白酶因子结合，从而不利于人体消化吸收。

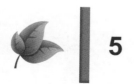

5 豆浆要彻底煮开，否则会发生恶心、呕吐、腹泻等中毒症状。当豆浆煮到85~90 ℃时，会出现"假沸现象"，吃了以后容易发生恶心、呕吐、腹泻等血细胞凝集素中毒症状。自制豆浆或煮黄豆时，应在100 ℃（煮开）的条件下，加热约10分钟之后，才能放心地食用。

儿童食品篇

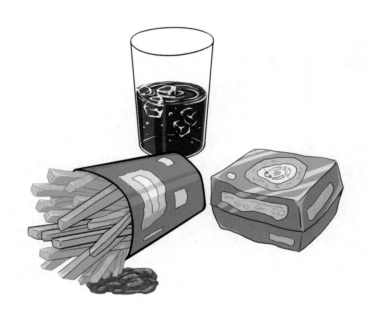

一、如何避免儿童饮食中的生物性污染

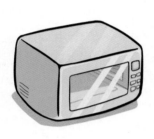

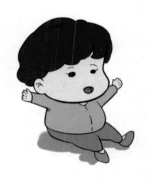

1 不给儿童吃生猛海鲜、涮羊肉。

2 不食用除鱼脑以外的其他动物性脑组织。

3 不吃不新鲜的蔬菜、水果。

4 凉拌菜充分消毒、清洗。

5 不让儿童吃剩饭、剩菜。

6 因微波炉加热不均匀，慎用微波炉给儿童制作食品。

7 制作好的食物尽快食用，放置不超过2个小时（夏季不超过1个小时）。

8 冰箱内存放食品也有一定期限，打开的果汁、罐头、果酱、沙拉酱在冰箱中存放后不给儿童直接食用。

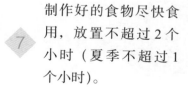

把好食品原料安全天

9　少给儿童食用含色拉酱的夹馅面包。

10　夏季谨慎食用冰棍、冰淇淋。

11　不给儿童吃熟食肉制品及熟食凉拌菜。

12　儿童的餐具经常消毒。

13　不吃过期食品。

14　不吃霉变甘蔗。

15　科学制作儿童食物，加热要彻底，尤其是海产品。

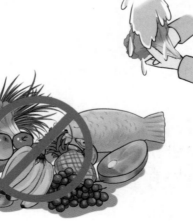

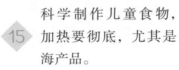

二、家长必须明知的儿童食品安全十大隐患

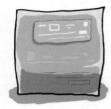

儿童食品的消费中存在着一些问题，不能不引起人们的重视：

1 食品中的添加剂未引起高度重视。"三精"（糖精、香精、食用色精）食之过量，会引起不少副作用。

2 分不清食品的成分和功能，选择不当会引起不适。

3 过分迷信"洋食品"。

4 用方便面代替正餐，经常如此易导致营养不良。

5 多吃营养滋补品，过量无益于身体，甚至有害。

用乳饮料代替牛奶，用果汁饮料代替水果，其实两者都不能给孩子营养和健康。

 用甜饮料解渴，餐前必喝饮料，均会妨碍儿童正餐食欲。

 吃大量巧克力、甜点和冷饮，会引起儿童肥胖。

 长期食用"精食"，会导致缺少维生素 B 和铬元素。

 过分偏食。不科学的饮食习惯比细菌、病毒等病原微生物带来的危害更大。

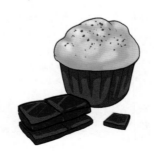

三、购买儿童食品的六大注意事项

1 到正规商店里购买，不买校园周边、街头巷尾的"三无"食品。

2 购买正规厂家生产的食品，尽量选择信誉度较好的品牌。

3 仔细查看食品标签。食品标签中必须标注：食品名称、配料表、净含量、厂名、厂址、生产日期、保质期、产品标准号等。不买标签不规范的产品。

4 食品是否适合儿童食用。儿童食品至今尚无明确的定义，因此，为儿童选择食品谨慎为宜。

5 不盲目跟风广告，广告的宣传并不代表科学。

6 关注儿童食品的相关信息。如：我国已经启动了"儿童食品行业食品安全信用体系建设"工作，此工作将为儿童食品的选择提供消费参考。

食用油篇

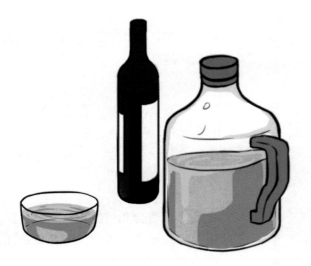

一、食用油的种类

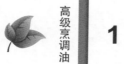

高级烹调油

1 是将普通食用油再加工成的精制食用油。它的外观澄清、透明、色泽淡黄，保质期一般为 12 个月。

色拉油

2 俗称凉拌油，是将毛油经过精炼加工而成的精制食用油，可生吃，因特别适合用于西餐"色拉"凉拌菜而得名。

调和油

3 是将两种以上经精炼的油脂（香味油除外）按比例调配制成的食用油。调和油一般选用精炼大豆油、菜籽油、花生油、葵花籽油、棉籽油等为主要原料，还可配有精炼过的米糠油、玉米胚油、油茶籽油、红花籽油、小麦胚油等特种油脂。调和油的保质期一般为 12 个月。

把好食品原料安全关

二、到底吃什么油好？什么是 1:1:1

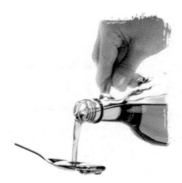

宜选油类与 1:1:1

必需脂肪酸绝大多数存在于植物油中，动物油吃多了，会造成血液中胆固醇含量过高，易诱发心血管病。人们最常选购的花生油、豆油、菜籽油、红花籽油、葵花籽油、棉籽油、茶籽油、芝麻油、玉米油乃至亚麻油等，只要品质有保证，都是理想的食用油。

那么，脂肪酸的摄入量多少，有没有标准呢？有，目前提倡的是 1:1:1 的说法，即饱和脂肪酸、单不饱和脂肪酸和多不饱和脂肪酸的比例各占一份。但中国粮油学会专家提出：任何一种单一的植物油、食用油或者食用调和油都难以符合这个标准，即使脂肪酸含量较理想的花生油，也满足不了这一要求。

三、油锅冒烟才下菜吗

一般烹调者在烧菜时习惯看见锅中油冒烟时才下原料，认为这样炒菜才会香。

其实食用油烧至冒烟，温度达 200 ℃左右，油脂中的脂溶性维生素遭到破坏，食品中各种维生素大量损失，食油在高温中会产生一种"丙烯醛"气体，它对鼻、眼黏膜有强烈的刺激作用，使人流泪，甚至引起头晕、恶心、厌食等不良反应。

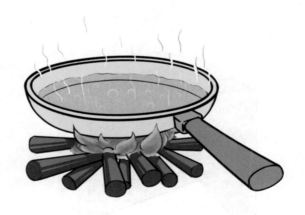

四、食用油不宜久存吗？该如何保存

食用油储存一段时间后，发生自动氧化作用，形成过氧化物而造成酸败变质，产生令人不愉快的气味。如果长期摄入劣质油，会诱发多种疾病。

遗憾的是人们至今无法避免油脂的自动催化反应所造成的变质问题。但是，人们可用冷、暗的环境延长油脂保存期。

温度在 60 ℃以下，避免日光直接照射，最好采用有色瓶，并储藏在橱柜中盖好，避免水分进入。

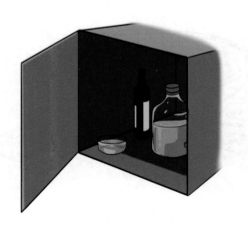

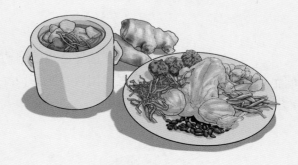

药膳养生

什么是药膳

药膳疗法，是在中医理论指导下，选择适当的中药和米谷配伍，再加入一定的调味配料，同煮，用以预防和治疗疾病的一种食疗方法。

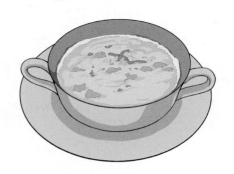

药膳的应用范围

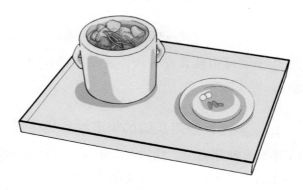

1 应用药膳预防疾病。

2 药膳可作为急性病的辅助治疗。

3 药膳可用于病后及妇女产后的调理。

4 药膳可用于养颜美容。

5 应用药膳养生延年。

药膳养生

吃药膳需要注意什么

一、辨证选膳，合理应用

药膳作为一种中医食疗方法，在使用过程中，也应做到"根据病情，辨证选膳"。

二、要注意应用药膳的季节性和地区性

由于中药有寒热温凉之性，所以在应用时要注意夏天食凉性粥，冬季食温性粥。例如，炎夏酷暑，吃些竹叶粥、生芦根粥，可以清热解暑、生津止渴。寒冬腊月，选食苁蓉羊肉粥、鹿角胶粥，能收到温补元阳、暖中御寒的效果。此外，饮食习惯南北有异，在煮制药粥加用配料时，也要适当注意到"南甜北咸，东辣西酸"的特点。

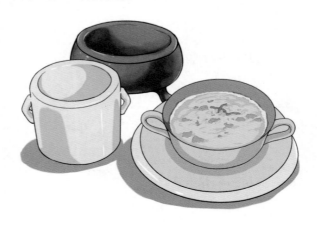

三、药膳的配制煎煮方法

药膳的配制煎煮方法是否科学，不仅关系到治疗效果，更重要的是便于病人服食。根据不同药物的性能与特点，煮制方法一般有以下几种。

1 以中药直接同米谷煮粥。凡可供作食用的中药，均可采用这种方法，例如龙眼、桑椹、山药、薏苡仁、柏子仁等均可与米同煮为粥。

2 先将中药研为细粉，再与米谷煮粥。例如天花粉粥、吴茱萸粥、椒面粥等。

3 以原汁同米煮粥。如乳粥、鸭粥、猪蹄粥、安胎鲤鱼粥等。

4 把中药煎取浓汁去渣，再与米谷煮粥。这种方法最为常用，如补虚正气粥、参苓粥、菟丝子粥、发汗豉粥等。

四、调味品的选择

　　药膳调味品一般可选用红糖、白糖、冰糖、蜂蜜、生姜、葱白、食盐等。在选用时既要迎合病人的喜恶，更要根据疾病的性质。现将各种调味品的作用简介如下。

红糖

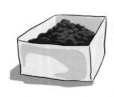

　　内含棕色物质"糖蜜"，以及叶绿素、叶黄素、胡萝卜素和铁质。中医认为，红糖性温，具有益气、暖中、化食之功，并有缓解疼痛的作用。因此，红糖作为调味品，每多用于治疗虚寒性疾病的药粥中。

白糖

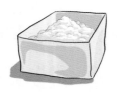

　　是红糖经过洗糖及去杂质，再提纯精制而成。从营养价值来说，白糖不及红糖，但白糖性寒，其润肺生津之功，较红糖为佳。

冰糖

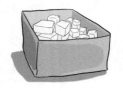

　　为白糖煎炼而成的冰块状结晶。性平，功能补中益气，和胃润肺。因此，很多药粥均可选用，当然也不宜过多食用。

生姜

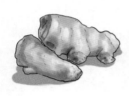

味辣性温，是一味常用的散寒、止呕、解毒、暖胃的调味剂。凡用以治疗寒证的药膳，均可用以矫味，还有协助治疗的效果。发热性疾病不宜选用。

蜂蜜

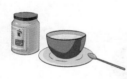

性平，也有人认为"生凉、熟温"，具有补中、润燥、止痛、解毒之功，对肺燥咳嗽、肠燥便秘、胃脘疼痛，均有良好的治疗效果。蜂蜜最重要的成分是果糖和葡萄糖，还含有少量蔗糖、麦芽糖、糊精、多种维生素和多种微量元素，所以营养全面而丰富。凡体弱者服食药膳时，均可用以调味。但痰湿内盛、中满痞胀及大便泄泻者忌用。

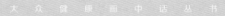

五、容器的选择

　　按照中医传统习惯，煎熬中药最好选用砂锅，因为砂锅煎熬中药能使药物的有效成分充分析出，并可避免因用铁锅煎熬所引起的一些不良化学反应。

　　药膳，毕竟是用中药同米谷煎煮的，所以应选用砂锅为好。如果没有砂锅，也可用搪瓷容器代替。

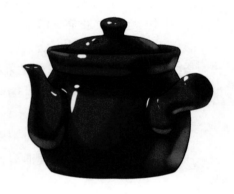

六、吃药膳要在医生指导下进行

一是滋补强壮类：对于补益性药膳，一般以5~10天为1个疗程，如能坚持经常食用，其效益著。

二是防治疾病类：对于治病药膳，一般以3~5天为1个疗程，病愈后即可停用。

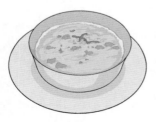

滋补

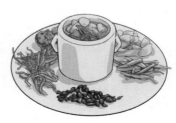

治病

药膳集锦

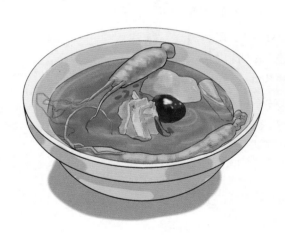

一、补气类

补虚正气粥
《圣济总录》

· **药膳组成**：炙黄芪 30~60 克，人参 3~5 克（或党参 15~30 克），白糖少许，粳米 100~150 克。

· **功效主治**：补正气，疗虚损，健脾胃，延缓衰老。适用于劳倦内伤，五脏虚衰，年老体弱，久病羸瘦，心慌气短，体虚自汗，慢性泄泻，脾虚久痢，食欲不振，气虚浮肿等。

· **煮制方法**：先将黄芪、人参（或党参）切成薄片，用冷水浸泡半小时，入砂锅煎沸，后改用小火煎成浓汁，取汁后，再加冷水如上法煎取二汁，去渣，将一、二煎药液合并，分两份于每天早晚同粳米加水适量煮粥。粥成后，入白糖少许，稍煮即可，人参亦可制成参粉，调入黄芪粥中煮食。

· **注意事项**：补虚正气粥适用于一切虚性病症，可作早晚餐空腹食用。在服粥期间，最好不食萝卜、茶叶。凡属热证，实热者忌服。用量根据各人情况，3~5 天为 1 个疗程，间隔 2~3 天后再服。

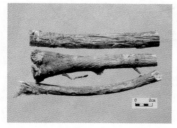

黄 芪

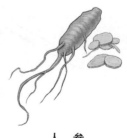

人 参

落花生粥
《粥谱》

· **药膳组成**：落花生 45 克（不去红衣），粳米 100 克，冰糖适量。也可加入怀山药 30 克，或加百合 15 克。

· **功效主治**：健脾开胃，润肺止咳，养血通乳。适用于肺燥干咳，少痰或无痰，脾虚反胃，贫血，产后乳汁不足。

· **煮制方法**：先将落花生洗净后捣碎，加入粳米、山药片或百合片，同煮为粥，待粥将成时，放入冰糖稍煮即可。

· **注意事项**：落花生粥可以长期食用，不受疗程限制。在煮制落花生粥时，外表红衣不宜去掉，由于落花生有润肠通便作用，凡腹泻者不宜多吃。霉烂的花生禁用。

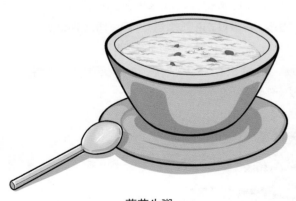

落花生粥

参苓粥

《圣济总录》

· 药膳组成：人参 3~5 克（或党参 15~30 克），白茯苓 15~20 克，生姜 3~5 克，粳米 100~150 克。

· 功效主治：益气补虚，健脾养胃。适用于气虚体弱，脾胃不足，倦怠无力，面色㿠白，饮食减少，食欲不振，反胃呕吐，大便稀薄等症。

· 煮制方法：先将人参（或党参）、生姜切为薄片，把茯苓捣碎，浸泡半小时，煎取药汁，后再煎取汁，将一、二煎药汁合并，分早晚两次同粳米煮粥服食。

· 注意事项：参苓粥是较和缓的调理脾胃方，对脾胃气虚以及胃寒者，一年四季均可间断常服。每天早晚两顿空腹温热食用。

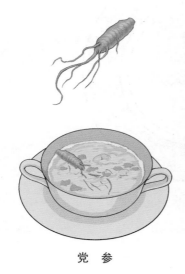

党　参

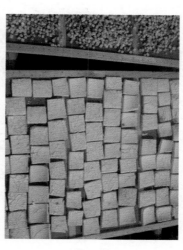

茯　苓

二、补血类

海参粥

《老老恒言》

·**药膳组成：**海参适量，粳米或糯米 100 克。

·**功效主治：**补肾，益精，养血。适用于精血亏损，体质虚弱，性功能减退，遗精，肾虚尿频。

·**煮制方法：**先将海参浸透，剖洗干净，切片煮烂后，同米煮成稀粥。

·**注意事项：**海参粥大能补益，每天早晨空腹服食，疗程不限。

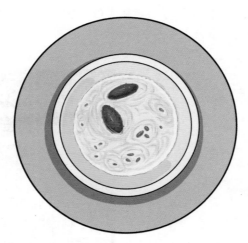

海参粥

龙眼肉粥

《老老恒言》

· **药膳组成**：龙眼肉 15 克，红枣 3~5 枚，粳米 100 克。

· **功效主治**：养心，安神，健脾，补血。适用于心血不足的心悸、心慌、失眠、健忘、贫血、脾虚腹泻、浮肿，体质虚羸，以及神经衰弱，自汗盗汗等症。

· **煮制方法**：取连壳桂圆，剥去果皮，去核取肉 15~30 克（纯龙眼肉亦可），同红枣、粳米一并煮粥。如爱好食甜者，可加白糖少许。

· **注意事项**：龙眼粥每次用量不宜过多，根据各人食量每天早晚可各服约 100 毫升即可，并需热服，量过多会引起中满气壅。凡风寒感冒，恶寒发热，或舌苔厚腻者忌用。

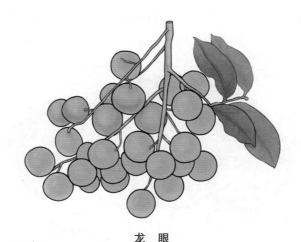

龙　眼

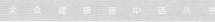

仙人粥

《遵生八笺》

·**药膳组成**：制何首乌 30~60 克，粳米 100 克，红枣 3~5 枚，红糖适量。

·**功效主治**：补气血，益肝肾。适用于肝肾亏损，须发早白，血虚头昏耳鸣，腰膝软弱，大便干结，以及高脂血症，冠状动脉粥样硬化性心脏病，神经衰弱，高血压等。

·**煮制方法**：将制何首乌煎取浓汁，去渣，同粳米、红枣同入锅内煮粥，粥将成时，放入红糖或冰糖少许以调味，再煮一二沸即可。

·**注意事项**：服用仙人粥以 7~10 天为 1 个疗程，每天 1~2 次，间隔 5 天再服，也可随意食用，不受疗程限制。所选何首乌以个大、质坚实而重者为佳。由于何首乌含有大黄酚、大黄苷等，它能促进肠道蠕动而起通便作用，所以大便溏泄的人不宜服食。此外，在食用仙人粥期间，忌吃葱蒜，煮时忌用铁锅。

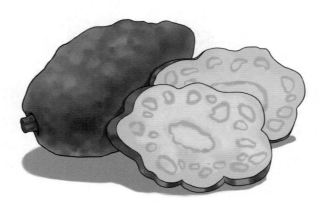

何首乌

三、补阴类

小麦粥
《饮食辨录》

· 药膳组成：小麦 30~60 克，粳米 100 克，大枣 5 枚。

· 功效主治：养心神，止虚汗，补脾胃。适用于心气不足，心悸，怔忡不安，失眠，妇女脏躁病（指精神恍惚，多呵欠，喜悲伤欲哭的病症），自汗，盗汗，脾虚泄泻。

· 煮制方法：将小麦洗净后，加水煮熟，捞去小麦取汁，再入粳米、大枣同煮。或先将小麦捣碎，同枣、米煮粥食用。

· 注意事项：根据情况食用，小麦有淮小麦、浮小麦之分，针对情况，分别选用。以 3~5 天为 1 个疗程，每天温热服食 2~3 次。

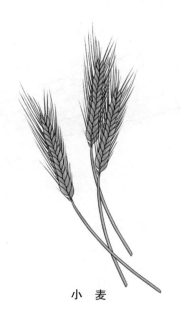

小 麦

沙参粥

《粥谱》

·**药膳组成**：沙参15~30克，粳米50~100克，冰糖适量。

·**功效主治**：润肺，养胃，祛痰，止咳。适用于肺热肺燥，干咳少痰，肺胃阴虚的久咳无痰，咽干，或热病后津伤口渴。

·**煮制方法**：先取沙参15~30克，煎取药汁，去渣，入米煮粥，粥熟后加入冰糖同煮为稀薄粥。或用新鲜沙参30~60克，洗净后切片，煎取浓汁同粳米、冰糖煮粥服食。

·**注意事项**：沙参粥可连用3~5天为1个疗程。煮沙参粥时宜稀薄，不宜稠厚。受凉感冒引起的伤风咳嗽者忌食。

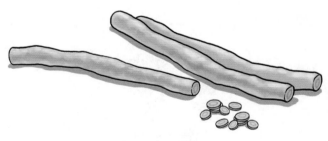

沙　参

脊肉粥
《养生食鉴》

·**药膳组成**：猪脊肉 100 克，粳米 150 克，食盐、香油、川椒粉各少许。

·**功效主治**：补中益气，滋养脏腑，滑润肌肤。适用于体质虚弱羸瘦，营养不良，脾胃虚寒等气血不足之症。

·**煮制方法**：先将猪脊肉洗净，切成小块，用香油烹炒一下，然后加入粳米煮粥，待粥将成时，加入调味品食盐、川椒粉，再煮沸即可。

·**注意事项**：脊肉粥可作早晚餐随意服食，肥肉则不宜选用。尤其是高血压或卒中偏瘫的病人以及肥胖者，更不应多吃肥肉。

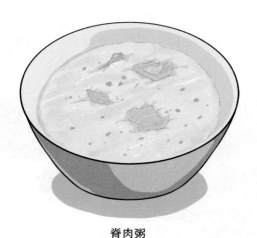

脊肉粥

四、补阳类

苁蓉羊肉粥
《本草纲目》

·**药膳组成**：肉苁蓉 10~15 克，精羊肉 100 克，粳米 100 克，细盐少许，葱白二茎，生姜三片。

·**功效主治**：补肾助阳，健脾养胃，润肠通便。适用于肾阳虚衰所致的阳痿，遗精，早泄，女子不孕，腰膝冷痛，小便频数，夜间多尿，遗尿，以及平素体质羸弱，劳倦内伤，恶寒怕冷，四肢欠温，脾胃虚寒，脘腹隐痛，老人阳虚便秘。

·**煮制方法**：分别将肉苁蓉、精羊肉洗净后切细，先用砂锅煎肉苁蓉取汁，去渣，入羊肉、粳米同煮，待煮沸后，再加入细盐、生姜、葱白煮为稀粥。

·**注意事项**：苁蓉羊肉粥属温热性药粥方，适用于冬季服食，以 5~7 天为 1 个疗程。夏季不宜服食。凡大便溏薄、性功能亢进的人，也不宜选用。

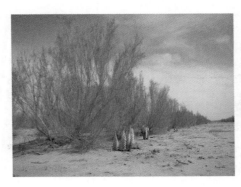

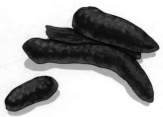

肉苁蓉

韭菜粥

《本草纲目》

· **药膳组成**：新鲜韭菜 30~60 克，或用韭菜籽 5~10 克，粳米 100 克，细盐少许。

· **功效主治**：补肾壮阳，固精止遗，健脾暖胃。适用于脾肾阳虚所致的腹中冷痛，泄泻或便秘，阳痿，早泄，遗精，小便频数，小儿遗尿，妇女白带过多，腰膝酸冷，月经痛及经漏不止。

· **煮制方法**：取新鲜韭菜，洗净切细（或取韭菜籽研为细末）。先煮米为粥，待粥沸后，加入韭菜或韭菜籽末、精盐，同煮成稀粥。

· **注意事项**：采用新鲜的韭菜煮粥，鲜煮鲜吃，隔日粥不要吃。对于阴虚内热，身有疮疡以及患有眼疾的病人，忌吃韭菜或韭菜籽粥。炎夏季节亦不宜食用。

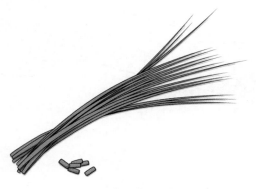

韭 菜

羊骨粥
《千金翼方》

· **药膳组成**：羊骨1 000克左右，粳米或糯米100克，细盐少许，葱白二茎，生姜三五片。

· **功效主治**：补肾气，强筋骨，健脾胃。适用于肾脏虚冷，腰脊转动不利，腿无力，筋骨痛，脾胃虚弱，久泻，久痢。

· **煮制方法**：取新鲜羊骨，洗净捣碎，加水煎汤，然后取汤代水，同米煮粥，待粥将成时，加入细盐、生姜、葱白，稍煮二三沸，即可食用。

· **注意事项**：羊骨粥供秋、冬季早晚温热空腹食用为宜，10~15天为1个疗程。感冒发热期间不宜食用。

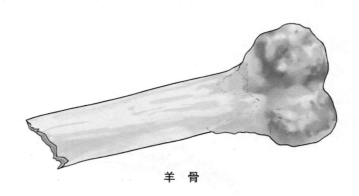

羊 骨

五、健脾胃类

山楂粥

《粥谱》

·**药膳组成**：山楂 30~40 克，或鲜山楂 60 克，粳米 100 克，砂糖 10 克。

·**功效主治**：健脾胃，消食积，散瘀血。适用于食积停滞，肉积不消，腹痛，泄泻，妇女产后血瘀，恶露不尽，月经愆期不通，痛经，小儿乳食不消，以及高血压，冠心病，冠状动脉供血不足，心绞痛，高脂血症。

·**煮制方法**：先将山楂入砂锅取浓汁，去渣，然后加入粳米、砂糖煮粥。

·**注意事项**：山楂粥酸甜，可作上下午点心服用，不宜空腹食，以 7~10 天为 1 个疗程，慢性胃虚弱的病人不宜选用。

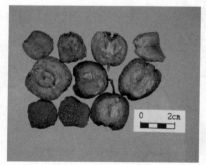
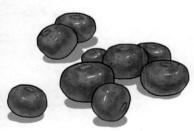

山 楂

橘皮粥

《饮食辨录》

·**药膳组成**：橘皮 15~20 克（鲜者 30 克），粳米 50~100 克。

·**功效主治**：顺气，健胃，化痰，止咳。适用于脾胃气滞，脘腹胀满，消化不良，食欲不振，恶心呕吐，咳嗽多痰，胸膈满闷。

·**煮制方法**：先把橘皮煎取药汁，去渣，然后加入粳米煮粥。或将橘皮晒干，研为细末，每次用 3~5 克调入已煮沸的稀粥中，再同煮为粥。

·**注意事项**：橘皮粥适用于痰多咳嗽，阴虚燥咳或干咳无痰的病人不宜选用，吐血者忌服。一般以 2~3 天为 1 个疗程。

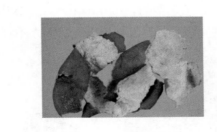

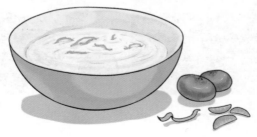

橘 皮

六、润肠类

郁李仁粥
《食医心鉴》

· 药膳组成：郁李仁 10~15 克，粳米 50~100 克。

· 功效主治：润肠通便，利水消肿。适用于大便干燥秘结，小便不利，水肿腹满，四肢浮肿。

· 煮制方法：先将郁李仁捣烂，水研绞取药汁，或烂后煎汁去渣，加入粳米同煮为粥。

· 注意事项：郁李仁粥以 3~5 天为 1 个疗程较妥，每天分 2 次温热服食。对怀孕妇女不宜选用。

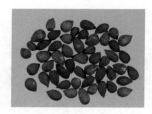

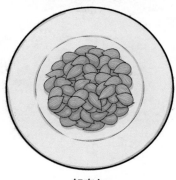

郁李仁

柏子仁粥

《粥谱》

· **药膳组成**：柏子仁 10~15 克，蜂蜜适量，粳米 50~100 克。

· **功效主治**：润肠通便，养心安神。适用于慢性便秘，心悸，失眠，健忘。

· **煮制方法**：先将柏子仁去尽皮杂质，稍捣烂，同米煮粥，待粥将成时，兑入蜂蜜适量，稍煮一二沸即可。

· **注意事项**：柏子仁粥属补益性药粥，对年老体弱者，可将蜂蜜换为胡桃肉煮粥，同样具有润肠功效，而滋补强壮作用更好。一般以 2~3 天为 1 个疗程，每天服食 2 次。

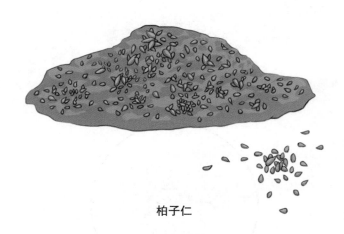

柏子仁

七、其他类

决明子粥
《粥谱》

· 药膳组成：炒决明子 10~15 克，粳米 100 克，冰糖少许。或加白菊花 10 克。

· 功效主治：清肝，明目，通便。适用于目赤肿痛，怕光多泪，头痛头晕，高血压病，高脂血症，习惯性大便秘结。

· 煮制方法：先把决明子放入锅内炒至微有香气，取出，待冷后煎汁，或与白菊花同煎取汁，去渣，放入粳米煮粥，粥将熟时，加入冰糖，再煮一二沸即可服食。

· 注意事项：决明子粥适合春夏季服食，每天 1 次，5~7 天为 1 个疗程。大便泄泻者忌服。

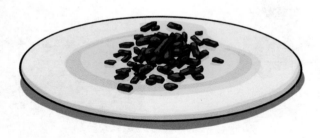

决明子

荆芥粥

《养老奉亲书》

·**药膳组成**：荆芥 5~10 克，薄荷 3~5 克，淡豆豉 5~10 克，粳米 50~100 克。

·**功效主治**：发汗解表，清利咽喉，退热除烦。适用于伤风感冒，发热恶寒，头痛，咽痛，心烦失眠，以及面神经麻痹初期。

·**煮制方法**：先将荆芥、薄荷、淡豆豉煎沸后 5 分钟（不宜久煎），取汁，去渣。另将粳米煮粥，待粥将熟时，加入药汁，同煮为稀粥。

·**注意事项**：由于荆芥、薄荷的有效成分均为挥发油，所以煮粥时间不宜过久。一般以 2~3 天为 1 个疗程，每天 2 次，温热服食。

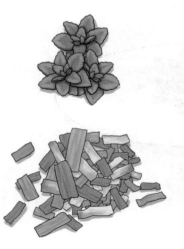
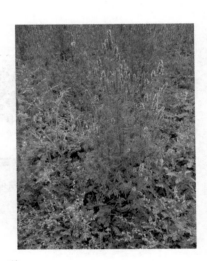

荆 芥

防风粥

《千金月令》

· **药膳组成**：防风 10~15 克，葱白二茎，粳米 50~100 克。

· **功效主治**：祛风解表，散寒止痛。适用于感冒风寒，发热，畏寒，恶风，自汗，头痛，身痛，风寒湿痹，骨节酸楚，肠鸣泄泻。

· **煮制方法**：取防风、葱白煎取药汁，去渣。先用粳米煮粥，待粥将熟时加入药汁，煮成稀粥服食。

· **注意事项**：防风粥为缓弱的散寒药粥，对老幼体弱者，均较适宜，若感受风寒较重时，还可加生姜三片同煮。防风粥应趁热服食，以稍稍出汗为宜。

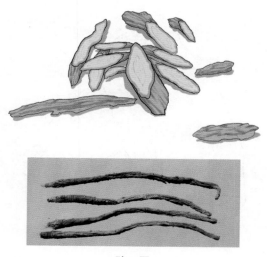

防 风

猪蹄粥

《寿亲养老新书》

· 药膳组成：猪蹄 1~2 个，通草 3~5 克，漏芦 10~15 克，粳米 100 克，葱白二茎。

· 功效主治：通乳汁，利血脉。适用于产妇无奶，或乳汁不通。

· 煮制方法：先把猪蹄洗净后，劈开切成小块煎取浓汤，再将通草、漏芦煎汁去渣，而后把猪蹄汤和药汁同粳米煮粥，待粥将成时，放入葱白稍煮即可。

· 注意事项：猪蹄粥用于产后，须温服为宜，通乳药除选用通草、漏芦外，还可加些炮穿山甲片、王不留行等。

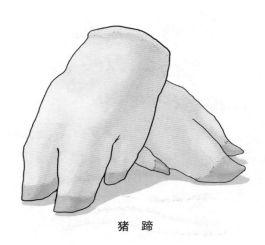

猪 蹄

安胎鲤鱼粥

《太平圣惠方》

· **药膳组成**：苎麻根 10~15 克，活鲤鱼 1 条重约 500 克，糯米 50~100 克。

· **功效主治**：安胎，止血，消肿。适用于孕妇腰酸腹痛，胎动不安，胎漏下血，妊娠浮肿。

· **煮制方法**：先将鲤鱼去鳞及肠杂，洗净后切块煎汤，再煎苎麻根，取汁去渣后，入鲤鱼汤及糯米煮粥。

· **注意事项**：安胎鲤鱼粥以 3~5 天为 1 个疗程，每天分 2 次温热食用。

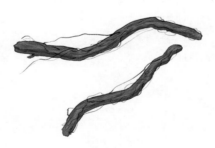

苎麻根

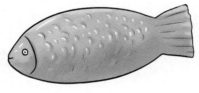

鲤 鱼